PUBLICATIONS DU *PROGRÈS MÉDICAL*

CONSIDÉRATIONS

SUR CERTAINS ACCIDENTS DE

L'ÉRUPTION DES DENTS

EN PARTICULIER DES OREILLONS

ET SUR

LEUR TRAITEMENT PAR L'ACOTINE

ASSOCIÉE A DIVERS MOYENS

PAR

Le Dr J. MOURSOU

MÉDECIN DE PREMIÈRE CLASSE DE LA MARINE

PARIS

AUX BUREAUX DU
PROGRÈS MÉDICAL
6, rue des Écoles, 6.

A. DELAHAYE & E. LECROSNIER
ÉDITEURS
Place de l'École-de-Médecins.

1882

CONSIDÉRATIONS

SUR CERTAINS ACCIDENTS DE

L'ÉRUPTION DES DENTS

EN PARTICULIER DES OREILLONS

ET SUR LEUR TRAITEMENT PAR L'ACONITINE ASSOCIÉE

A DIVERS MOYENS

La coïncidence des stomatites ulcéro-membraneuses avec l'éruption des dents de sagesse chez l'adulte et des autres dents chez l'enfant est extrêmement fréquente. Quand M. le Dʳ Catelan fit paraître son remarquable mémoire sur la stomatite ulcéreuse épidémique du vaisseau-école des canonniers le *Souverain* (1) établissant, pour la première fois, l'existence de cette coïncidence et la relation de cause à effet qu'elle comportait, j'étais médecin-major de ce navire, commençant à peine ma période réglementaire d'embarquement de deux ans. Mon attention se porta tout naturellement sur les faits énoncés dans le travail de mon prédécesseur, et comme la stomatite ulcéro-membraneuse persistait à se montrer à bord, je résolus de soumettre son étiologie à une enquête des plus sévères. Le résultat fut en grande partie favorable à la nouvelle théorie de M. Catelan, ainsi que je l'ai publié dans les *Arch. de méd. navale* (2). Après mon débarquement, je continuai dans les hôpitaux de la marine et chez les malades de la ville à étudier tous les

---

(1, Catelan. — *De la stomatite ulcéreuse épidémique.* In *Arch. méd. nav.*, août. sept. oct. 1877.

(2) J. Moursou. — *Considérations sur les maladies les plus fréquentes à bord du vaisseau-école des canonniers.* In. *Arch. méd nav.*, octobre 1879.

cas assez nombreux que le hasard voulut bien mettre à ma portée, soit chez les enfants, soit chez les adultes. Cette nouvelle étude ne fit que confirmer le jugement porté dans ma première enquête ; le voici tel que je l'avais formulé : « dans les trois quarts des cas environ, 71 0/0, la théorie de la stomatite ulcéro-membraneuse par irritation réflexe du trijumeau sous l'influence de la poussée dentaire est vraie. Dans l'autre quart, soit 29 0/0, elle est inapplicable et se rattache plutôt à l'action de diverses causes irritantes locales : dents cariées, chicots, dépôts de tartre, ulcérations syphilitiques, embarras gastriques, etc. »

Mais, si de l'examen consciencieux des faits il ne m'a pas été permis d'adopter, pour tous les cas, la théorie de M. Catelan, j'ai dû, par contre, la généraliser plus qu'il ne l'a fait en l'étendant à l'étiologie d'autres affections dont la coïncidence avec l'éruption dentaire m'a paru trop fréquente pour être simplement fortuite.

On en trouvera la longue énumération dans un tableau d'ensemble figuré dans mon mémoire (pag. 280) et dans la thèse de M. Joseph dit Orme (1), qui a bien voulu le reproduire. Ici, je ne puis qu'exposer les principes qui ont servi à cette généralisation.

I. Je commencerai par donner le mécanisme physiologique de l'évolution de ces accidents, me réservant de répondre ensuite aux objections qu'il pourra soulever.

Tout travail dentaire est suivi d'une certaine irritation dans les racines nerveuses des dents en période d'éruption. Cette irritation est d'autant plus grande que l'éruption éprouve plus ou moins de difficulté à se faire. Si la sortie de la dent se fait très difficilement, il se produit généralement (car 1 cas sur 10 n'est pas suivi d'effet) dans les parties innervées par le trijumeau et dans les autres nerfs en rapport sympathique avec lui, des phénomènes fluxionnaires augmentant leur susceptibilité à l'action du froid, de l'humidité et de diverses causes irritantes locales. On observe alors, sous l'influence de

---

(1) Joseph dit Orme. — *De quelques accidents provoqués par l'éruption de la dent de sagesse.* Montpellier, Thèse de 1880.

l'une de ces causes, la série des lésions suivantes : *stomatites simples ou ulcéro-membraneuses, angines, coryzas, névralgies de la face, oreillons, otites, conjonctivites, larmoiement, etc.*, du côté du nerf den-taire irrité et quelquefois du côté de l'autre nerf, par propagation de l'irritation aux deux groupes voisins des noyaux d'origine de chaque nerf. Ce sont les *accidents rapprochés*, siégeant dans le territoire innervé par le nerf de la 5ᵉ paire et pouvant se compliquer d'*état fébrile*, par propagation de l'irritation au centre vaso-moteur général.

Si cette irritation s'étend plus loin que ces noyaux et passe aux cellules du bulbe et de la moelle, on peut se trouver en présence, soit de certaines complications cérébro-spinales avec ou sans fièvre, analogues à celles décrites par M. J. Gaillard dans sa thèse sur les oreillons (Montpellier, 1877), soit encore de toute une catégorie d'*accidents nerveux* (*convulsions, palpitations*, etc.), et de maladies organiques à forme congestive (*cystites, néphrites, ovarites, orchites*, etc.), identiques à ceux observés ordinairement avec les oreillons, les dents cariées, etc. Dans mon travail cité (p. 277-278), j'en ai donné quelques exemples bien évidents. Ce sont les *accidents éloignés* de l'éruption dentaire.

Enfin, si l'irritation se localise à certains points de la moelle, aux cellules trophiques des organes génitaux, on constate l'*atrophie testiculaire* consécutive aux orchites ourliennes, dont le mécanisme s'explique ainsi très bien. On peut les appeler les *accidents consécutifs*.

On le voit, dans cette théorie, les faits s'enchaînent ; ils s'éclairent mutuellement ; ils sont ramenés à des conditions très simples où la thérapeutique interviendra avec efficacité. Il n'en est plus de même avec la théorie de la contagion (au moins pour quelques-unes de ces affections), qui ne sert qu'à expliquer la simultanéité d'arrivée des cas, autrement dit leur allure épidémique. On est réduit à laisser évoluer la maladie, à ne pas agir vigoureusement lorsque les conditions l'exigent. La seule ressource qui reste au médecin est l'isolement !

Dans le groupe des accidents éloignés, la relation de cause à effet avec l'irritation dentaire peut sembler

moins évidente, d'abord parce que leur présence à titre
de complication du travail dentaire n'est pas très com-
mune, ensuite parce que leur siège, loin du trijumeau,
paraît tout à fait contraire à cette idée. La première objection tirée de leur rareté ne signifie rien ; elle ne prouve
qu'une chose, c'est que les accidents de l'éruption des
dents ont été rarement étudiés sur un nombre suffisant
d'individus aptes à les présenter, l'attention ne s'étant
pas portée sur eux. Quant à la deuxième objection, elle
n'a pas plus grande valeur que la première, car du moment que, pour quelques-unes de ces complications, on
admet leur existence chez l'enfant, il n'y pas de raison
pour ne pas l'accepter par analogie chez l'adulte. Il suffit
de concevoir chez celui-ci, par le fait d'une prédisposi-
tion toute particulière, une irritation dentaire assez forte,
capable de retentir jusqu'aux cellules nerveuses de la
moelle à travers les ganglions du trijumeau.

Quant au groupe des accidents rapprochés, je bornerai,
pour les besoins de ces recherches thérapeutiques, les
considérations que j'ai à donner, à l'une d'elles, siégeant
dans la zone nerveuse immédiate de la cinquième paire,
aux *oreillons*, renvoyant pour la discussion des autres
à mon travail. Les stomatites ne m'arrêteront même
pas, car je n'ai pas vu qu'on ait fait beaucoup de difficultés de les accepter, après Catelan, comme complication
de l'éruption des dents (Magitot, Heydenreich, etc.)

Mais, avant d'aborder cette partie de mon étude, je
crois utile de bien préciser la manière d'opérer, pour
reconnaître le rôle de l'éruption dentaire, lorsque les
accidents ne coïncideront pas exactement avec le
moment de la sortie de la dent, c'est-à-dire avec le déclin
de la période d'éruption. Le travail dentaire a une durée
variable de quinze jours à trois mois (1), formée de plusieurs
poussées successives. Or, une dent soumise à une des
poussées qui précèdent le moment où elle se fait jour à
travers la gencive pourra très bien s'accompagner de
phénomènes douloureux capables de retentir dans l'é-
conomie, sans que l'on constate les signes visibles du

---

(1) C'est le temps moyen trouvé chez les apprentis canonniers
soumis à tous les effets de l'entraînement.

travail dentaire. Il ne sera possible d'arriver à cette notion qu'après une observation suivie, en rapport avec le temps nécessaire à l'évolution complète de la dent. Lors donc qu'on aura à examiner un malade atteint de l'une des maladies susceptibles d'être rattachées au travail dentaire, on devra noter avec soin l'état de la dentition de chaque mâchoire, prendre les noms des dents absentes, s'assurer par la pression du doigt au point où l'éruption doit se faire si le malade n'accuse pas une douleur qui serait pathognomonique, s'il n'y a pas de saillie de la dent sous la gencive ou si cette dent ne commence pas déjà à se laisser voir à travers une perte de substance de cette muqueuse. Cet examen sera plusieurs fois renouvelé, à intervalles plus ou moins rapprochés, jusqu'à constatation bien évidente de l'éruption soupçonnée. Chaque homme, à bord du vaisseau canonnier, où, pour la première fois, j'ai pu étudier le rôle de l'éruption dentaire, avait ainsi une feuille de registre où était noté, au fur et à mesure de leur succession, toutes les particularités du travail dentaire afférent à son individu, avec les lésions qui l'amenaient à ma visite. C'est par le dépouillement de ces feuilles que j'ai pu saisir bien des fois la relation en question, qui m'aurait échappé autrement. Tant que des résultats obtenus de la façon que je viens d'exposer ne seront pas venus controuver les faits que j'ai avancés, je suis en droit de maintenir mes affirmations.

Je reviens maintenant aux oreillons. L'idée de leur nature infectieuse était tellement dans l'esprit de tous, que jamais personne n'avait songé à voir une relation entre eux et le travail dentaire. Cela tenait à ce que les recherches ne s'étaient pas portées du côté de la cavité buccale. Aussi, quand M. Zuber (Revue de Hayem) analysa en quelques mots mon mémoire où se trouve indiquée pour la première fois cette relation, ne put-il se défendre de douter de l'exactitude de mes observations, émettant l'opinion que les « cas décrits par moi ne rentraient pas dans la catégorie des cas d'oreillons épidémiques. » Il en a été de même un peu plus tard à la discussion de la thèse du Dʳ Joseph dit Orme, où la même fin de non recevoir a été donnée ; on ne voulut pas saisir le rapport existant entre une éruption dentaire et une maladie généralement considérée jusqu'ici comme le résultat d'une intoxication du sang et comme une affection essentiellement contagieuse. Enfin, tout dernièrement, dans l'article oreillons du *Dictionnaire encyclopédique* où je suis mis en cause, M. Laveran n'a pu s'empêcher d'ajouter, à propos de la théorie que j'ai formulée sur le rôle de l'éruption dentaire, « qu'il croit inutile de discuter une opinion qui est contredite d'une manière aussi évidente que celle-là, par l'immense majorité des faits. » Les recherches que MM. Capitan et Charin ont exposées à la Société de biologie (28 mai 1881), vinrent, en outre, encore mieux à l'appui de cette manière de voir ; ces Messieurs montrèrent les microbes infectieux qu'ils avaient trouvés dans le sang et la salive des sujets atteints d'oreillons.

J'avoue qu'en possession de la notion infectieuse des oreillons, il me paraît difficile de raisonner autrement que les médecins convaincus de leur spécificité. Cependant, pour la théorie que je défends, cette notion ne s'est pas également imposée à tous. Ainsi, Bergeron considère les oreillons comme l'expression d'une manifestation rhumatismale particulière ; Béhier comme une parotidite a *frigore ;* Bouchut comme la conséquence d'une rétention salivaire produite par l'inflammation du canal de Sténon. A la Société de chirurgie (28 avril 1880), MM. Terrier, Le Dentu, Verneuil ont cité des cas de certaines parotidites dont la cause était purement locale, un aphthe par exemple, devenant le point de départ d'un réflexe agissant sur l'élément contractile du canal de Sténon et l'obturant. Mes observations se rapprochent de celles de M. Bouchut, complétées de la théorie irritative du travail dentaire. Je trouve, en effet, dans mes notes, que les oreillons se sont montrés 87 fois 0⧸0 liés à l'éruption dentaire, avec sténite et stomatite catarrhales ou ulcéro-membraneuses plus ou moins évidentes (1).

Je dois toutefois ajouter que, dans certains cas, les

---

(1) Les lésions que j'ai signalées dans la cavité buccale ne seraient pas constantes, puisque M. Laveran affirme ne pas les avoir vues. Cependant, elles ne sont pas si rares que le jugement porté à l'ar-

oreillons ont été constatés avant la stomatite, fait qui ne renverse nullement la théorie de l'action dentaire, car les deux maladies sont considérées par moi comme étant les effets de la même cause.

Autre fait : de ce que les oreillons n'aboutissent jamais à la suppuration, car la lésion qui les constitue n'est pas une véritable inflammation, n'étant, de l'avis des contagionnistes, qu'une « infiltration œdémateuse du tissu conjonctif de la glande (Laveran), » ne serait-il pas plus logique de les considérer comme le simple résultat d'une congestion vaso-motrice ou encore mieux comme la conséquence d'une accumulation du liquide salivaire, soit par rétrécissement spasmodique du canal de Sténon par réflexe dentaire, suivant la théorie exposée à la Société de chirurgie pour certaines parotidites, soit par propagation à ces mêmes canaux de l'inflammation de la cavité buccale, à la suite des stomatites, suivant la théorie de M. Bouchut ?

Enfin, je demande à voir les signes généraux de cette infection. Quels sont les symptômes qui la démontrent ? Quelle est l'altération du sang qui la caractérise ? Où est

---

ticle de cet auteur pourrait le faire croire, puisque dans la page qui précède la citation qui me concerne (page 332), j'y vois :

1° Que MM. Bouchut et N. Guéneau de Mussy ont trouvé une *inflammation érythémateuse* (« état congestif avec tuméfaction de la muqueuse buccale, surtout à la face interne des joues, autour de l'orifice du canal de Sténon et de la partie antérieure de la voûte palatine », que M. Laveran semble très bien admettre avec M. Guéneau de Mussy comme un véritable énanthème, autorisant la comparaison faite des oreillons avec la fièvre éruptive), inflammation que j'ai simplement appelée stomatite catarrhale.

2° Que M. Jobard a signalé chez la plupart des coolies atteints d'oreillons la stomatite et le dépouillement de l'épithélium lingual.

3° Que MM. Malabouche, Madamet, Servier, Jourdan, ont observé des hyperémies du pharynx, du voile du palais et des amygdales, lésions que leur voisinage si rapproché du lieu de l'éruption de la dent de sagesse m'a autorisé à rattacher à l'influence dentai (voir tableau de mon premier mémoire).

4° Que M. Granier a trouvé fréquemment les mêmes lésions des canaux salivaires que celles indiquées pa moi.

L'usage de la chique peut avoir joué un certain rôle chez les marins, mais, chez les soldats, les femmes et les enfants que j'ai soignés, cette cause ne peut être incriminée.

le processus cellulaire que le poison infectieux fait naitre ? Dans la fièvre typhoïde, je vois les dégénérescences des glandes de Peyer et l'altération de tout l'appareil lymphatique, etc. ; dans la peste, les lésions des ganglions lymphatiques, de la peau, etc.; dans la fièvre jaune, la dégénérescence des cellules du foie, etc.; dans la variole, la lésion du derme, etc. ; — dans toutes (scarlatine, rougeole, typhus, etc., compris) les signes de l'altération du sang sont des plus manifestes. Mais, dans les oreillons, je ne rencontre rien de pareil; je ne relève que l'infiltration œdémateuse! J'avoue ne pas comprendre non plus comment une infection du sang peut se localiser à une moitié du corps ; aucune des maladies légitimement reconnue infectieuse n'a de ces exceptions! S'explique-t-on une infection qui, dans de très nombreux cas, se traduit par des lésions, tantôt à droite, tantôt à gauche exclusivement ?

La vie pathologique des oreillons présente aussi certaines conditions complètement défavorables à l'opinion de leur nature infectieuse et contagieuse. D'abord celle-ci : Comprend-t-on une maladie infectieuse qui ne soit à peu près spéciale qu'aux individus âgés de 3 à 15 ans et de 20 à 23 ans (âges où les dents évoluent), sans se montrer qu'exceptionnellement chez d'autres personnes d'âges différents? L'érysipèle, que l'on se plait tant à comparer aux oreillons, ne frappe-t-il pas également tous les individus vieux ou jeunes? Enfin, la localisation sur une partie des glandes annexées à l'appareil digestif sur les seules glandes salivaires a-t-elle quelque rapport physiologique avec celle que, dans la même maladie, l'on observe assez fréquemment sur les glandes de la génération (testicule, ovaire ou mamelle)? Serait-elle due à une certaine analogie de structure, à une parenté de tissus de ces glandes entre elles, malgré la diversité de leurs fonctions ; mais alors la glande lacrymale, la prostate (je ne cite pas le pancréas, puisque les oreillons n'entraînent jamais la mort), pour ne donner que celles qui me viennent à l'esprit, devraient être malades au même titre? Que si, au contraire, les glandes salivaires ne sont atteintes que parce qu'elles servent d'organes émonctoires au poison infectieux, il y a là encore un fait contraire à toutes les lois de la pathologie générale; je ne vois pas pourquoi toutes les autres glandes annexées à l'appareil digestif ne participeraient pas plus ou moins également à l'élimination de ce poison, lorsque les ovaires, les testicules, les glandes mammaires jouiraient de cette faveur. Enfin, pourquoi constate-t-on si fréquemment (66 cas sur 98, M. Laveran), l'atrophie testiculaire consécutive et jamais celle des glandes salivaires? Il n'y a pas plus de raison pour l'existence de l'une que pour celle de l'autre.

Depuis que la maladie est réputée contagieuse, a-t-on une seule fois rapporté des faits pénétrant le mystère de cette prétendue contagion? Où sont les agents vecteurs de l'infection? A quels objets s'attachent-ils? Tout est confus dans cette histoire des oreillons envisagée comme maladie contagieuse; il n'y a de favorable à cette théorie que la simultanéité des cas dans un temps donné ou leur succession rapprochée. Mais, je ne trouve pas cette condition suffisante, car, à elle seule, elle n'a pu servir à établir la nature infectieuse de la pneumonie, par exemple, où on la constate aussi.

Si l'on passe à l'étude des faits observés, on y trouvera de très nombreuses preuves de la non-contagion. Voici ceux que je relève dans mes notes, n'ayant pas toujours eu le temps de consigner les autres nombreux cas que le hasard a pu placer sous mes yeux.

. Sur 75 cas d'oreillons notés indistinctement, 65 ont coïncidé avec l'éruption de la dent de sagesse chez l'adulte et des autres dents chez l'enfant, soit une proposition de 87 0/0 ; 8 cas sont indiqués avec diverses causes locales d'irritation dans la bouche : douleurs dentaires antérieures, dents cariées et chicots, dents malpropres couvertes d'un dépôt abondant de tartre avec périostite alvéolo-dentaire, angines simples ou tonsillaires, stomatites ou embarras gastrique, etc. ; enfin, deux cas n'étaient rapportés qu'au froid seul, ayant agi sans le secours d'aucune autre cause.

D'ailleurs, dans tous les cas d'oreillons où j'ai recherché le rôle du froid (1), surtout du froid humide, de celui qui

____

(1) Ces observations ont été recueillies en temps (soit disant) épidémique d'oreillons.

vient après la pluie, je l'ai presque toujours constaté. Tantôt l'oreillon était survenu chez un soldat après une garde de nuit avec pluie, tantôt chez un ouvrier de l'arsenal qui, le matin, de très bonne heure, s'était refroidi brusquement en sortant de son lit; d'autrefois chez un écrivain qui avait travaillé pendant une grande partie de la nuit entre deux courants d'air. Une dame rend de nombreuses visites dans la journée par un temps pluvieux, la glace de la voiture ouverte de son côté, le lendemain les oreillons débutent par le côté directement refroidi. Chez les hommes du vaisseau *le Souverain*, manœuvrant chaque jour au grand air dans la mâture, le vent en pleine figure, 49 cas d'oreillons sont ainsi répartis : mars, 9 cas, avril 26, mai 7, juin 3 (4 cas ne sont pas datés), c'est-à-dire aux deux seuls mois froids et venteux du Midi de la Provence, mars et avril, chacun ayant une moyenne considérable de bronchites et d'angines, ou encore aux deux autres mois, mai et juin, où le nombre d'embarras gastriques est le plus fort et où les transitions de température sont encore fréquentes. Je ne puis croire ici à la contagion, car 49 cas d'oreillons dans un équipage de 1200 hommes confinés dans un vaisseau représentent un chiffre bien trop faible, surtout pour une période de 4 mois, pour qu'on puisse sérieusement y croire !

Lorsque M. Laveran donne comme preuve à l'appui du rôle négatif du froid l'exemple des éipdémies d'oreillons observées dans les climats intertropicaux, c'est, selon moi, apporter le meilleur argument à l'appui de cette action, car, dans les pays chauds, même dans ceux à température constante (Cochinchine, Nossi-Bé, Mayotte, etc.), l'action du froid est des plus redoutables. Il suffit de l'abaissement de quelques dixièmes de degrés de température pour que le corps soit gravement impressionné, et que l'on constate après, des coryzas, des bronchites, des pleurésies, des pneumonies, des diarrhées, des dysentéries, des rhumatismes. Il n'est pas un médecin ayant pratiqué dans les pays chauds qui ne soit à même de donner de nombreuses preuves des faits que j'affirme.

Les oreillons sont très fréquents et sont devenus endémiques à la prison indigène de Saïgon. M. le Dr Bourrut, médecin de 1re classe de la marine, chargé de ce service, à qui j'avais fait part de mes idées sur le rôle de l'éruption de la dent de sagesse dans l'étiologie des oreil·lons, a bien voulu, malgré l'opinion défavorable qu'il avait tout d'abord portée sur elles, se charger de faire une enquête. Le résultat, au bout de six mois, a bien été tel que celui prévu par moi : « dans les quatre cinquièmes des cas, m'a-t-il dit, j'ai constaté la coïncidence que vous m'avez signalée. » Je pourrais citer aussi l'opinion de quelques autres de mes collègues, tous favorables à l'influence de l'éruption dentaire après une observation sur un plus ou moins grand nombre de jeunes soldats de l'infanterie de marine ou de jeunes marins.

Dans les longues traversées autour des caps, les médecins de la marine ont à soigner bien souvent des épidémies d'oreillons, dont le premier cas ne s'est quelquefois montré qu'après un nombre considérable de jours, suffisant pour éloigner toute idée de contagion venant de l'extérieur du navire. C'est alors qu'on peut se demander s'il n'y aurait pas une influence scorbutique se localisant à la bouche (stomatite) et se propageant à la glande ? — Mais, je tiens à citer le fait d'une épidémie d'oreillons s'étant déclarée sur un convoi d'immigrants indiens de Calcutta à la Guadeloupe (Dr Maheo, médecin de 1re classe de la marine, communication orale) exactement limitée aux hommes, femmes et enfants couchés du même côté du navire, d'où venait (selon moi) très probablement la brise et surtout l'humidité de l'air extérieur pendant la nuit. Cet exemple, où le scorbut n'a rien à voir, était donné comme une preuve de la nature contagieuse des oreillons ; j'avoue ne pas comprendre comment, dans une batterie de navire où vivent en commun dans le jour, entassées les unes sur les autres, toutes les personnes de l'équipage, la contagion ait pu se limiter à une série toute spéciale de celui-ci, quel que fût son poste particulier de couchage, à moins de supposer un contage direct par particules solides, comme celui du pus de la conjonctivite épidémique, ce qui est inadmissible.

Il me paraît plus logique de croire que, si, à un moment donné, les oreillons frappent en même temps toute une école, tout un régiment, toute une prison, les habitants d'une aile d'un édifice à l'exclusion de ceux de l'autre aile, c'est que les conditions se sont trouvées les mêmes pour toutes les personnes constituant ces différents milieux et que des causes simplement locales, telles qu'une plus grande exposition au vent, ont dû se présenter à une partie de cet édifice plutôt qu'à l'autre.

J'admets donc, écartant toute idée de contagion, que la cause principale de la naissance des oreillons vient du froid humide, absolument comme le fait a lieu pour les angines catarrhales. Les autres causes joueraient un rôle moins important ; on pourrait les considérer à deux points de vue : celles qui sont sous la dépendance d'un état général par leurs localisations buccales, scorbut, maladies infectieuses et virulentes, embarras gastrique, etc. (ce qui donnerait peut-être l'explication de certains cas de contagion paraissant indiscutables) ; celles enfin tenant à un état local et se rattachant à l'éruption dentaire. Mais, je le répète, *l'irritation dentaire ne fait qu'aider au développement des oreillons, sans être pour cela à même de les créer de toutes pièces*, pas plus qu'il ne l'a fait pour les stomatites et pour les autres accidents étudiés avec elles. Cette irritation n'intervient dans leur étiologie que pour une part, la plus grosse, si l'on veut, mais cette part n'est pas unique. Par le mouvement fluxionnaire qu'elle peut provoquer dans toutes les parties innervées par le trijumeau, cette irritation les prépare à ressentir plus facilement l'impression du froid et de l'humidité. Elle produit une sorte de susceptibilité vaso-motrice aux influences extérieures, d'une durée en rapport avec le temps nécessaire à la sortie complète de la dent, lui-même très variable. Dans mes recherches, je l'ai vue persister 10, 15, 20, 25, 40, 50 jours, 3 mois même, mais, en général, son terme moyen a été du 15e au 30e jour. Les fatigues, l'entraînement (recrues, apprentis-canonniers, etc.), en hâtant l'évolution de cette éruption dentaire, contribuent de leur côté à aggraver la situation ; le maxillaire, dont le développement est moins rapide que celui de la dent, ne parvient plus à la loger, d'où la compression et l'irritation des racines nerveuses et la série des accidents étudiés qui se déroulent alors. Voilà comment des causes secondaires, fatigues, entraînement, etc., viennent jouer un si grand rôle dans leur étiologie ! Toute une série d'individus se trouvant en même temps soumise aux mêmes exercices et par suite aux mêmes fatigues, alors que simultanément elle subit les mêmes influences atmosphériques, présente de nombreux cas d'oreillons ou de stomatites ; leur succession affecte une allure épidémique, en raison de la différence individuelle qui fait que telle personne sera atteinte avant ou après telle autre ; on ne doute pas alors pour elles de l'existence de la contagion, et cependant rien n'est moins vrai.

II. En possession de ces idées théoriques, quelle doit être la conduite à tenir ? Rechercher tout d'abord si les accidents qu'on a devant soi reconnaissent pour cause l'influence du travail dentaire, *le seul dont j'ai à m'occuper ici*. En cas qu'on l'ait constaté ou même seulement soupçonné, car souvent on n'acquerra la conviction de son existence qu'après un laps de temps assez long (15 jours à 1 mois en moyenne, suivant le nombre de poussées dentaires), deux indications se présentent naturellement à l'esprit : 1° *Agir sur la cause, c'est-à-dire sur le réflexe dentaire ;* 2° *Combattre ensuite les accidents locaux d'ordre congestif ou inflammatoire, qui sont la suite de ce réflexe.*

1° *Traitement de la cause du réflexe dentaire.*—Si elle était possible, il n'y aurait qu'une indication à remplir, faire cesser la compression des racines nerveuses de la dent qui sort, c'est-à-dire procéder à son *extraction*. Malheureusement, le remède est souvent pire que le mal ; il est d'une exécution difficile et il ne s'applique qu'aux dents de sagesse, ne pouvant s'adresser aux dents de la première et de la deuxième dentition.

Toutefois, quand les accidents sont dus à une dent de sagesse *cariée* ou *déviée en dehors*, jouant le rôle d'une épine irritante contre la joue depuis des temps indéfinis, on pourra se décider à faire l'extraction de la dent, mais alors on devra s'attendre à plus d'une difficulté. De même, quand les accidents sont le fait d'une *inclusion persistante*, il sera permis d'enlever la deuxième molaire pour laisser le champ libre à la sortie de la dent de sagesse ou pour créer une voie permettant l'extraction de celle-ci.

2° *Traitement des accidents de réflexes.* — Du moment que, la plupart du temps, il est matériellement impossible d'agir sur la cause même de ces accidents, il faut alors avoir recours à divers moyens palliatifs permettant d'attendre leur cessation avec la sortie définitive de la dent.

Ces moyens varieront, suivant que l'on aura à faire à tel accident plutôt qu'à tel autre. Ainsi, l'observation ayant démontré que les oreillons guérissent tout seuls, sans l'aide d'aucun traitement autre qu'un laxatif, il conviendra de suivre la pratique adoptée jusqu'ici. Je ne proposerai en plus pour eux que l'emploi de l'*aconitine*, comme sédatif de la douleur quelquefois intense qui les accompagne, et du *bromure de potassium*, comme préventif des réflexes éloignés (orchites ourliennes, etc.). J'y reviendrai plus loin.

Ces moyens varieront aussi suivant l'intensité de l'irritation dentaire. Si elle est légère, la lésion se bornera à une simple congestion du nerf ou des régions innervées par lui ; si, au contraire, elle est plus considérable, on pourra se trouver en présence d'une névrite, d'une inflammation des tissus avec ou sans réaction fébrile. Pour plus de simplicité dans l'exposition du sujet, j'adopterai la division en : a) *cas légers* ; et b) *cas graves*, en rapport avec le degré d'irritation supposée existante. Dans les cas légers, sera donné le traitement des oreillons, des stomatites catarrhales ou ulcéro-membraneuses légères, des névralgies, etc. ; dans les cas graves, celui des stomatites ulcéro-membraneuses graves, des otites, etc.

Enfin, certains accidents mériteront une attention toute particulière dans la façon de les traiter *localement*, d'où la division suivante : A. *Traitement des accidents réflexes*, a) *cas légers;* b) *cas graves.* B. *Traitement local.*

A. *Traitement des accidents réflexes.* — a) *Cas légers.* La difficulté de s'adresser à la cause proprement dite de ces accidents ne doit pas nous arrêter dans les tentatives que nous devons faire pour soulager le malade.

Tout d'abord, on peut combattre l'élément douleur et l'inflammation locale par des moyens généraux ou locaux. Au nombre des moyens généraux, se trouvent l'emploi de l'*aconitine cristallisée* (l'anesthésique du trijumeau, selon Gubler (voir, plus loin parag. III) ; la dérivation du sang aux extrémités inférieures par des *pédiluves sïnapisés* ou *chauds*, ou'au bassin par des *purgatifs résineux* (*aloès* ou *jalap*), répétés plus ou moins fréquemment suivant les circonstances et l'état du gros intestin. Dans les cas d'oreillons, il sera préférable de donner des *laxatifs légers*.

Les moyens locaux comprennent les applications de *pommade belladonée* avec *couche de coton*, recouverte d'une lame de *taffetas de gutta-percha*. Elles seront pratiquées sur les parties directement en rapport avec les points malades ; pour les stomatites, sur la joue, au niveau des dents de sagesse ; pour les oreillons, sur les parties tuméfiées ; pour les otites, autour des oreilles et sur le trajet des nerfs douloureux ; enfin, dans les cas d'angines, dans la région du cou correspondant aux amygdales.

Viennent ensuite les *injections* ou les *gargarismes émollients laudanisés*, suivant les conduits atteints (oreille, nez, bouche ou pharynx).

Enfin, dans les cas de névralgies, figurent des *injections sous-cutanées de morphine* (*loco dolenti*) ou d'*atropine* en cas d'insuccès des précédentes, par suite de la nature congestive de ces sortes de névralgies ; mais alors, on n'oubliera pas les dangers auxquels elles exposent, si elles ne sont pas exactement dosées.

Le médecin devra ensuite agir sur les points du système nerveux où se réfléchit l'irritation dentaire, de manière à l'empêcher de se propager au loin. Il remplira admirablement cette indication avec le *bromure de potassium* aux doses de 2 à 4 gr., qui préviendra très bien les réflexes éloignés ; — ordinairement, je donne en même temps le bromure de potassium et l'*aconitine*, alternant les pilules de celle-ci avec les cuillerées d'une potion de celui-là.

Cas graves.—*b*) Les cas graves sont surtout représentés par les stomatites ulcéro-membraneuses profondes et étendues, qui sont si difficiles à·guérir. L'inflammation est des plus prononcées, siégeant aussi bien dans le nerf (névrite)que dans les parties innervées par lui. Aussi faut-il, dès le début, agir vigoureusement sur elle par l'emploi des *saignées locales*, au niveau de la dent de sagesse, cause de tous les accidents. Deux à six sangsues seront placées en arrière du bord postérieur de la branche montante du maxillaire inférieur, à la limite des poils de la barbe chez l'homme. Si une première application de sangsues ne produit pas d'amendement suffisant dans l'état inflammatoire, il ne faudra pas hésiter d'en pratiquer une seconde, quoique, en général, il soit rarement nécessaire d'y avoir recours.

L'indication formelle des saignées locales se reconnaît à un ensemble de symptômes bien évidents : la joue présente un volume anormal, son épaisseur à la pression des doigts est considérable; les dents laissent leurs empreintes sur la muqueuse de la cavité buccale et sur les bords de la langue qui viennent à leur contact; le voile du palais, quand on peut suffisamment ouvrir la bouche pour l'apercevoir, se montre œdématié; enfin, il existe une contracture générale des muscles masticateurs (trismus des masséters et des ptérygoïdiens internes) empêchant l'écartement des mâchoires. — La plupart de ces symptômes cèdent promptement à la déplétion sanguine; d'autres sont un peu plus longs à disparaître; mais, chez tous, l'usage des émissions sanguines est toujours suivi du plus heureux résultat, ce qui est la meilleure preuve du bien fondé de leur emploi et de la justesse des idées théoriques qui y ont conduit. Je les considère avec l'*aconitine*, les *dérivatifs intestinaux* qu'il faut prescrire concurremment, comme la partie fondamentale de la thérapeutique de ces accidents graves de l'éruption dentaire, dont ils abrègeront toujours la durée.

On ajoutera, suivant les cas, des *mouchetures* faites avec la pointe du bistouri sur les *amygdales* ou les *piliers du voile du palais*, le *débridement* ou l'*excision de la gencive* au niveau de la dent de sagesse, on favorisera l'hémorrhagie produite, par des *gargarismes tièdes*.

S'il y a complication d'*otite*, il conviendra d'user large-
ment des sangsues entre le tragus et le niveau de la dent
de sagesse. — A défaut de sangsues, on appliquera autour du pavillon des oreilles des *vésicatoires volants*
plus ou moins souvent répétés, suivant les cas.

Enfin, si, malgré l'usage de ces moyens énergiques,
les accidents, quoique atténués, persistaient, même après
la sortie complète de la dent de sagesse, ce qui se voit
quelquefois, il faudrait croire à l'existence d'une *névrite
chronique avec exsudat* comprimant les tubes nerveux.
Il conviendrait alors d'associer au bromure de potassium
une dose de 1 gr. 50 par jour d'*iodure de potassium*.
L'*anémie nerveuse consécutive* sera combattue par
les toniques appropriés.

B. *Traitement local.*—C'est surtout le traitement des
ulcérations; il varie avec leur siège, leur gravité et leur
degré d'ancienneté.

Si un malade se présente avec des ulcérations récentes
sur la joue, autour des dents et quelquefois même à l'angle inter-maxillaire, on doit lui prescrire des potions
au *chlorate de potasse* à la dose de 4 à 6 gr. En même
temps, il faut *ruginer les dents, toucher ensuite les
gencives avec des collutoires à l'acide chlorhydrique
ou à l'acide chromique monohydraté*, qui dissolvent
les dépôts restants de tartre. — La *propreté des dents*
est, en effet, la première des conditions à remplir quand
on veut obtenir une guérison définitive de ces ulcérations,
certaines recherches m'ayant démontré que jamais la
stomatite ne prenait le caractère ulcéro-membraneux
quand les dents étaient bien tenues.

Si ces premiers moyens n'ont pas réussi ou n'ont
réussi qu'à moitié, l'ulcération ulcéro-membraneuse res-
tant localisée à l'angle inter-maxillaire autour de la dent
de sagesse, qui se trouve ainsi comme enfouie sous des
chairs fongeuses, il faut renoncer à leur emploi, surtout
à celui du chlorate de potasse dont l'action curative ne
va pas au delà du cinquième ou du sixième jour. On
cautérisera alors l'ulcération avec des solutions d'*acide
chromique à dose plus élevée*; on *déprimera les fon-
gosités* avec le crayon de *nitrate d'argent* ou la *poudre
d'alun*; on *désinfectera* la partie par des *gargarismes*

phéniqués et on fera surtout usage, suivant la méthode proposée par Lemoine dans la diphthérie, *d'irrigations d'eau additionnée de quelques gouttes ou d'une cuillerée à café de teinture de coaltar saponiné*, pratiquées matin et soir. Pour cela, on dirigera le jet de l'irrigateur Eguisier sur l'angle inter-maxillaire, le malade ayant la tête inclinée et la bouche entr'ouverte, pour permettre l'écoulement du liquide en dehors. On traitera de la même manière les *ulcérations gangréneuses de l'amygdale* et du *voile du palais*. — Je ne saurais trop recommander ces irrigations qui m'ont rendu, dans certains cas d'une gravité exceptionnelle, de bien grands services.

III. *Considérations sur le traitement de ces accidents par l'aconitine.*— « Dans les névralgies du trijumeau, les effets de l'aconitine sont véritablement merveilleux », a dit Gubler (1). C'est pour ainsi dire, selon lui, l'anesthésique du trijumeau. — M. le Dr Oulmont (2) n'est pas loin d'en penser autant : « L'aconitine, dit-il, réussit parfaitement dans certaines formes de névralgie faciale essentielle, c'est-à-dire qui ne sont pas liées à d'autres lésions, sans intermittence, ni périodicité bien marquées, névralgies congestives, comme les appelle Gubler, survenues le plus souvent à la suite du refroidissement. L'aconitine produit dans ce cas des guérisons d'une rapidité extrême, en 2 ou 3 jours..... Dans les névralgies anciennes, le traitement est plus long, quoique très souvent suivi de succès..... L'aconitine n'est pas sans action sur les névralgies ou les hyperesthésies secondaires comme celles que l'on observe dans les caries dentaires, les caries du rocher, l'otite interne, etc... »

Je l'ai expérimentée bien souvent, non seulement sur mes malades, mais encore sur moi, et je dois dire que rien n'est plus vrai que la rapidité de son action curative dans une partie des cas cités par M. le Dr Oulmont.—Ainsi,

----

(1) *Leçons de thérapeutique à la Faculté de médecine de Paris* 1877.

(2) *De l'aconit, de ses préparations et de l'aconitine considérés au point de vue thérapeutique.* Paris, 1877, *Ac. de méd.* Janv. 1878.

dans les caries dentaires, cette action m'a paru, sinon instantanée, du moins très rapide et c'est pour l'avoir maintes fois constatée que j'ai pensé à combattre les accidents que j'étudie en ce moment, surtout les stomatites et les oreillons, par son administration persistante jusqu'à sédation complète de la douleur; les résultats ont toujours dépassé mon attente.

Dans les hôpitaux de la marine, je me suis servi de l'aconitine cristallisée existant dans les magasins de la pharmacie. Dans la pratique civile, j'ai utilisé l'aconitine Moussette, car ses pilules sont admirablement dosées et leur action est très sûre. Aujourd'hui, du reste, se trouvent dans toutes les pharmacies des produits tout aussi bien préparés, sortant des meilleurs laboratoires. —En ne dépassant pas les chiffres de 1 à 1, 5 milligrammes par jour chez l'adulte, en fractionnant les doses de façon à les donner également réparties dans les 24 heures du jour, on n'a aucun accident toxique à redouter et l'on peut en continuer l'usage pendant un certain nombre de jours.

Mes expériences ont porté sur les névralgies de la face, les stomatites ulcéro-membraneuses et les oreillons dépendant de la sortie de la dent de sagesse ou coïncidant avec elle. Je vais en citer quelques exemples, limités aux stomatites et aux oreillons.

OBSERVATION I. — *Stomatite ulcéro-membraneuse. — Eruption de la dent de sagesse. — Traitement par le bromure de potassium et par l'aconitine.* — Issaurat (Claude), caporal au 61ᵉ de ligne, est envoyé à l'hôpital de Toulon (salle 2), comme atteint d'ulcérations buccales scorbutiques datant de six jours. A son arrivée, on constate que les parties de la muqueuse buccale et de la face inférieure de la langue sont enflées et couvertes d'ulcérations profondes, de couleur grisâtre. Les gencives qui entourent les dents molaires inférieures sont fongueuses et ulcérées, avec aspect ulcéro-membraneux. Il est impossible, du reste, de voir les deux dents de sagesse inférieures sous le repli ulcéro-membraneux et gangréneux qui les recouvre. Mastication impossible; salivation abondante; haleine fétide; dents couvertes d'une épaisse couche de tartre noir.

1er *jour de traitement.* 45 grammes de sulfate de soude ; 2 potions à 4 grammes de chlorate de potasse ; gargarisme émollient laudanisé ; 4 sangsues de chaque côté de la mâchoire supérieure ; cataplasme.

2° *jour.* Amélioration notable ; un peu de diminution dans la tuméfaction. 2 potions au chlorate de potasse ; potion au bromure de potassium, 4 grammes ; pommade belladonée ; toucher les ulcérations avec acide chromique.

3° *jour.* L'amélioration continue ; les ulcérations à fond grisâtre recouvrant la gencive et la muqueuse de la face inférieure de la langue se modifient ; la salivation est toujours abondante. Mastication impossible.

6° *jour.* Cicatrisation de toutes les ulcérations, excepté de celle siégeant à l'angle inter-maxillaire gauche, qui a toujours l'aspect gangréneux. On diminue d'un gramme la dose de bromure de potassium et on supprime le chlorate de potasse qui n'agit plus.

7° *jour.* On ajoute au traitement, trois fois par jour, le jet sur l'ulcération d'une solution d'eau au coaltar saponiné, lancé par un irrigateur Eguisier.

8° *jour.* Les douleurs persistent ; l'ulcération est stationnaire. Je reviens à la dose de 3 grammes de bromure de potassium et j'ajoute au traitement un milligramme d'aconitine en deux pilules, dont une prise le matin, l'autre le soir.

Après trois jours de ce traitement, la douleur et la tuméfaction ont totalement disparu ; l'ulcération inter-maxillaire persiste encore, ne se détergeant complètement que quelques jours après le parfait dégagement de la dent de sagesse.

Dans ce cas grave, le premier où j'ai eu l'idée de prescrire l'aconitine, son usage (bien que donné tardivement) a eu pour premier effet de calmer complètement les douleurs du malade ; il a ensuite, par l'anesthésie produite du nerf dentaire irrité, fait cesser la tuméfaction. L'accident local a seul persisté quelque temps, pour disparaître bientôt après avec la sortie de la dent de sagesse.

OBSERVATION II. — *Rhumatisme articulaire aigu. — Angine et stomatite simple. — Eruption de la dent de sagesse.— Aconitine.—*X..., jeune homme atteint de rhumatisme articulaire, au déclin de la période aiguë a éprouvé, le jour précédent, une douleur très vive dans le fond de la gorge. La déglutition des liquides est, en ce moment, difficile, et l'on constate dans toute l'arrière-bouche une rougeur manifeste dont le point de départ est dans la gencive qui recouvre la dent de sagesse inférieure gauche. Cette dent fait sous la muqueuse une saillie douloureuse, que l'on sent facilement avec l'extrémité du doigt. Sous l'influence d'un demi-milligramme d'aconitine, les symptômes d'inflammation et de douleur disparaissent subitement.

L'aconitine est non seulement efficace dans les stomatites tenant à l'éruption de la dent de sagesse, mais encore dans celles reconnaissant toute autre cause. Dans l'observation qui va suivre, où la stomatite est liée à une névralgie du trijumeau d'origine paludéenne probable, on verra ce médicament également bien réussir.

OBSSERVATION. III. — *Intoxication paludéenne chronique. - Stomatite ulcéreuse.—Accès de fièvre.—Aconitine.* — Le 20 janvier, entre à l'hôpital de Toulon le nommé Legronier (Louis), âgé de 32 ans, disciplinaire convalescent de Porquerolles, qui dit avoir eu la fièvre paludéenne 7 ans avant, pendant qu'il travaillait au dessèchement du lac Fatzara, près de Bône. Il a l'aspect d'un cachectique paludéen ; le ventre contient une certaine quantité de liquide et les jambes sont œdématiées; léger trouble albumineux dans les urines.

23 janvier. Accidents probables de stomatite : joue tuméfiée, écartement des mâchoires difficile ; haleine fétide Gargarisme au coaltar saponiné et au chlorate de potasse à friction avec pommade belladonée.

24 janvier. Accès de fièvre hier soir.

25 janvier. La fièvre a persisté toute la journée avec 40° de température.

26 janvier. La fièvre a cessé ce matin, à 2 heures. Le malade transpire abondamment. T. 37°,2. Les accidents de stomatite sont presque aussi prononcés.—*Soir,*T. 36°,5.On ajoute au traitement un milligramme d'aconitine Moussette. Touché avec acide chromique.

28 janvier. T. 36°,3. Le malade peut manger ; la mastication n'est presque plus douloureuse. Dans la soirée, léger accès de fièvre. T. 38°,4.

29 janvier. T. M., 36°. S.36°,9. Grande amélioration.

30 janvier. T. M.,36°,2. S. 36°,5. Guérison complète de

tous les accidents, mais grande fatigue consécutive. On suspend le traitement précédent ; on ne donne au malade que de la tisane vineuse et de la décoction de quinquina.

31 *janvier*. Nouvel accès de fièvre, mais léger.

4 *février*. Exeat. L'œdème des jambes a disparu. Ventre dans une situation relativement satisfaisante.

L'aconitine a été donnée dans ce cas pendant 4 jours, au bout desquels les accidents de stomatite ont cédé. En faisant cesser instantanément la douleur, cause de la contraction des muscles masticateurs, ce précieux médicament a permis aussitôt aux mâchoires de se desserrer. Notons en passant qu'ici, comme dans certains cas de paludisme avec lésions des tissus, la plaie de la bouche a reveillé les accès de fièvre.

Voici maintenant quelques exemples de l'efficacité de l'aconitine dans des cas d'oreillons coïncidant avec la poussée de la dent de sagesse.

OBSERVATION IV. — *Oreillon à son début. — Eruption de la dent de sagesse. — Aconitine.* — Madame X..., âgée de 24 ans, éprouve tout d'un coup, dans la journée, une douleur très vive dans la bouche, au niveau de l'angle intermaxillaire. L'examen de la cavité buccale fait constater en ce point une inflammation catarrhale coïncidant avec l'éruption de la dent de sagesse supérieure. Le soir, la joue se tuméfie manifestement au niveau de la glande parotide ; léger mouvement fébrile. Une pilule d'un demi-milligramme d'aconitine. Le lendemain, deux autres pilules, soit un miligramme dans la journée (une pilule le matin, l'autre à midi) ; le soir de ce jour, toute douleur avait disparu ; le commencement d'oreillon s'était évanoui.

Dans ce cas, la naissance de l'oreillon a été, pour ainsi dire, prise sur le fait. L'aconitine employée tout aussitôt a agi d'une façon presque merveilleuse et aussi rapidement que dans les douleurs de caries dentaires.

OBSERVATION V. — *Oreillons doubles. — Eruption des dents de sagesse. — Aconitine.* — P..., ouvrier du port, âgé de 24 ans, est saisi par le froid, le 24 décembre au matin, en allant au travail. Vers les deux heures de la journée, douleurs générales dans tout le corps, puis, une heure après, état fébrile bien établi. Vers les 7 heures du soir, les deux joues se tuméfient, et, un peu plus tard, le malade éprouve de chaque côté de la mâchoire une douleur légère au niveau de la loge sous-maxillaire. La déglutition de la salive devient très pénible ; celle des liquides chauds provoque derrière le maxillaire, au niveau de la région parotidienne, des douleurs violentes. Le lendemain, les oreillons sont dans leur complet développement.

Interrogé sur les circonstances qui ont précédé l'apparition des oreillons, le malade nie tout rapport avec des gens atteints de cette affection ; il dit n'avoir pas souffert antérieurement des dents et ne pas s'être plus fatigué qu'à l'ordinaire. L'examen de la bouche fait reconnaître l'absence des 4 dents de sagesse ; celle du maxillaire inférieur du côté droit fait une saillie prononcée sous la muqueuse, sans être toutefois bien douloureuse à la pression ; la gencive qui l'entoure est tuméfiée. La dent de sagesse inférieure gauche paraît moins avancée dans son développement. Tuméfaction de la joue et du conduit de Sténon très accusée à droite. Le fond de la gorge, où siège la douleur signalée plus haut, au moment de la déglutition, n'est pas rouge ; il faut croire que cette douleur est alors l'effet d'un réflexe sur les nerfs pharyngiens émanant du trijumeau. Sécrétion cérumineuse, abondante surtout la nuit, sans trace d'otite. Ici encore, action réflexe, absolument comme pour le larmoiement de l'observation suivante. Enfin, le malade se plaint d'une douleur très vive à la région précordiale, qui pourrait s'expliquer par la même théorie du réflexe.

Emploi des moyens ordinaires sans beaucoup de succès, jusqu'au 3 janvier. J'ajoute alors pendant trois jours à ce traitement l'aconitine. Je donne le premier jour, 1/2 milligramme d'aconitine, qui opère une sédation surprenante de la douleur, et, les deux autres jours, 1 milligramme chaque jour.

Le 5 *janvier*, la tuméfaction ourlienne a cessé complètement. Deux jours après, 7 *janvier*, le malade reprend son travail, guéri de ses oreillons.

Observation VI. — *Oreillons doubles. — Eruption des dents de sagesse. — Aconitine.* — Daguin Adolphe, artilleur de marine, âgé de 22 ans, arrive le 11 janvier à l'hôpital. A ressenti, 4 jours avant, à la suite d'un bain de pieds froid, une douleur localisée aux parotides dont l'intensité a augmenté progressivement avec la tuméfaction des glandes. Aujourd'hui, on constate des oreillons parfaitement établis ; la muqueuse buccale est enflammée, rouge, tuméfiée sur les parois géniales et en arrière de la troisième grosse molaire inférieure, sur laquelle elle avance de chaque côté sous la forme de languette. Du pus se dégage de dessous celle du côté gauche. Ouvertures du canal de Sténon saillantes, sous forme de mamelons, avec taches ecchymotiques ou injection à leur pourtour. Larmoiement réflexe depuis le matin. Dents de sagesse supérieures sorties. Aconitine 0,001 ; gargarisme émollient laudanisé, pommade belladonée sur la joue.

12 *janvier*. La douleur cesse vers 10 h. du matin. A ce moment, la tuméfaction parotidienne a sensiblement diminué. Aconitine 0,0015 ; mais, vers 11 h. du soir, les douleurs reparaissent avec des frissons de fièvre.

13 *janvier*. Le gonflement parotidien a repris le volume existant le jour de l'entrée du malade. Le fond de la gorge est rouge et est le siège d'une tuméfaction générale. Amygdalite. Le malade, se croyant mieux, s'est refroidi de nouveau. J'ajoute au traitement 4 gr. de bromure de potassium et 2 verres d'eau de Sedlitz. Vers le soir, les douleurs cessent et le gonflement est bien moins accusé, surtout à droite.

14 *janvier*. La rougeur a disparu ; il n'existe plus qu'une légère tuméfaction parotidienne.

15 *janvier*. Je constate que la dent de sagesse du côté droit est plus apparente, l'inflammation de la gencive qui l'enveloppait étant bien moins considérable. Bromure de potassium, 3 gr. ; 0,001 d'aconitine seulement.

16 *janvier*. Bromure de potassium 2 gr. et suppression de l'aconitine ; le malade est à peu près guéri.

19 *janvier*. Exeat.

Dans l'observation suivante, l'aconitine aura une action des plus remarquables ; elle fera d'abord cesser la douleur, elle contribuera ensuite à diminuer la tuméfaction et la fera même disparaître, mais la fièvre n'en suivra pas moins son cours.

OBSERVATION VII. — *Oreillons avec fièvre. — Orchite avec fièvre. — Eruption des dents de sagesse. — Aconitine et bromure de potassium.* — Laporte, soldat du 61ᵉ de ligne, âgé de 23 ans, est (25 janvier) malade depuis quatre jours ; son affection a commencé à la suite d'une garde de nuit par de la courbature, de l'inappétence, de la céphalalgie, puis est survenu presque aussitôt un gonflement de la région parotidienne droite, avec forte fièvre dans la soirée. Le lendemain, le côté gauche de la face est pris.

On constate, aujourd'hui, un gonflement très considérable occupant les régions parotidiennes. Bouche sèche ; déglutition difficile et douloureuse ; muqueuse buccale rouge, tuméfiée ; orifice du canal de Sténon induré avec auréole ecchymotique ; larmoiement ; légère chaleur à la peau. T. matin, 37°,6, soir, 38°,4. Dents couvertes de tartre à gauche. Dents de sagesse supérieures absentes ; inférieurement, celle du côté gauche est découverte et celle du côté droit fait à peine saillie d'une portion de sa couronne. Un verre d'eau de Sedlitz ; aconitine, un milligramme ; gargarisme émollient laudanisé ; onction belladonée ; coton.

26 *janvier*. T. M. 38°,2 ; S. 38°,9. Une selle depuis hier. Le gonflement et la douleur sont bien moins accusés, mais la déglutition est plus douloureuse. Aconitine, un milligramme et demi.

27 *janvier*. T. M. 39°,2 ; S. 39°,8. Va beaucoup mieux. Le gonflement a considérablement diminué ; transpiration depuis ce matin. Deux verres d'eau de Sedlitz.

28 *janvier*. T. M. 38°,4 ; S. 37°,9. Le gonflement des oreillons a disparu complètement, mais la fièvre persiste. On dirait que les deux éléments, fièvre et inflammation, ont été dissociés par l'aconitine ; c'est pour cela que, croyant à une complication paludéenne, je remplace l'aconitine par du sulfate de quinine à la dose de 40 centigr. Il n'en était pourtant rien, car, sur le soir, la fièvre tombait à son tour.

29 *janvier*. T. M. 37° ; S. 37°,3. Aucun traitement.

30 *janvier*. T. M. 37°,6. Le ptyalisme que l'on voyait depuis le début de la maladie n'existe plus.

31 *janvier*. Apparition, hier matin à 11 heures, de douleurs dans le testicule droit ; aucune cause n'est invoquée par le malade. Ce matin, T. 39°,2 ; S. 40°,3. Orchite ourlienne bien établie. Aconitine un milligramme et demi ; bromure de potassium trois grammes ; onction belladonée sur le testicule.

1er *février*. Encore un peu de stomatite catarrhale. Les dents de sagesse supérieures n'ont subi aucune évolution visible ; l'inférieure, du côté droit, fait toujours saillie sous la gencive, mais elle est douloureuse à la pression. Le malade se sent mieux ; il souffre moins depuis cette nuit. T. M. 39°,7 ; S. 39°,4.

2 *février*. Le testicule droit, quoique moins tuméfié, est toujours le siège de douleurs assez vives. T. M. 37°,6, S. 37°,8.

3 *février*. T. M. 37°,6 ; S. 38°. Aconitine un milligramme seulement.

4 *février*. T. M. 37°,4 ; S. 37°,8.

5 *février*. T. M. 37° ; S. 37°,8. On suspend l'aconitine. Le testicule a presque son volume normal.

6 *février*. T. M. 37°,5 ; S. 37°,8. On supprime le bromure de potassium.

8 *février*. T. M. 36°,4 ; S. 37°,2. On constate que la dent de sagesse supérieure droite s'est dégagée en partie et se présente plus nettement à la vue sous forme d'un petit point blanc de la grosseur d'un pois.

10 *février*. Le testicule est revenu à son état normal. Anémie du malade. Exeat le 16 février.

Le réflexe partant des nerfs dentaires a été dans ce cas tellement puissant à son début, que le système vaso-moteur général tout entier en a été ébranlé (1) ; la fièvre est survenue dès le premier jour ; l'aconitine, donnée seulement au cinquième jour de l'invasion de la maladie, n'a pu l'arrêter dans sa marche ascendante ; la température est montée ainsi successivement jusqu'à 39°,8, mais, arrivée à ce chiffre, elle ne s'y est pas fixée ; elle est descendue brusquement, sans avoir présenté de période d'état. Mais si l'aconitine n'a pu enrayer la marche de la fièvre, si elle n'a fait que modérer son allure, elle est parvenue du moins à un résultat des plus remarquables, à un résultat de second ordre, comme intensité d'impression réflexe, si l'on veut : elle a, en anesthésiant les nerfs irrités, fait disparaître la congestion inflammatoire réflexe localisée aux glandes parotides. Alors que toute tuméfaction ourlienne et toute douleur avaient cessé, la fièvre n'en persistait pas moins. C'est là un fait bien extraordinaire, établissant la séparation que l'on doit faire entre la fièvre et la parotidite. Les deux reconnaissent la même cause, l'origine réflexe, mais elles sont indépendantes ; leur dissociation dans le

---

(1) J'ai dans mes notes quelques exemples d'état fébrile avec ou sans intermittence, avec ou sans névralgie de la face, ne reconnaissant pas d'autre cause que l'éruption dentaire.

cas actuel le prouve. Il semblerait, d'après cela, que quand la cause irritante retentit sur le système nerveux d'une façon légère, l'action réflexe peut ne pas aller au delà du territoire du trijumeau ; il n'y aurait que parotidite sans fièvre ; quand au contraire son degré d'irritation est des plus intenses, l'action réflexe dépasse les ganglions d'origine du trijumeau ; elle atteint le centre vaso-moteur général et la fièvre arrive. Et l'on ne dira pas qu'ici la tuméfaction parotidienne a diminué parce qu'il y a eu métastase sur le testicule, car cette métastase, si métastase il y a, ne s'est faite que 4 jours après ! D'ailleurs, l'orchite ourlienne ne serait ainsi que je l'ai déjà dit que l'effet de la continuation du réflexe sur la moelle. Si, dès le début, j'avais associé l'aconitine au bromure de potassium, peut-être bien n'aurai-je pas observé d'orchite ourlienne ? Aussi, en tout état de cause, conseillerai-je, à titre préventif de l'orchite, de donner le bromure de potassium et l'aconitine dès l'arrivée du malade à l'hôpital et pendant les 3 ou 4 jours qui suivent la guérison complète. Ici, je tiens à établir un fait indiqué dans l'observation précédente, c'est que les oreillons ont débuté par le côté droit; l'orchite s'est faite à droite ; la dent de sagesse inférieure droite est celle qui a évolué pendant ce temps-là. Dans mon travail (*loc. cit.*), on trouvera citées quelques coïncidences de cet ordre qui, si elles étaient bien établies, fourniraient matière à de sérieuses réflexions aux contagionnistes. O a vu tantôt que l'aconitine agissait de la façon la plus heureuse dans les stomatites ulcéro-membraneuses indépendantes de tout travail dentaire. Je vais donner un exemple de la même efficacité dans un cas d'oreillons dont l'origine ne peut lui être attribuée.

OBSERVATION VIII.—*Oreillons.—Stomatite. — Dents cariées et chicots. — Aconitine et bromure de potassium.—* Bonnaud (Lucien), âgé de 21 ans, soldat du 61ᵉ de ligne, est arrivé au service depuis 4 mois ; s'est refroidi, étant de garde, pendant la nuit, à la porte de la caserne. Dès le lendemain, a ressenti une légère douleur dans la région parotidienne droite. Envoyé à l'hôpital deux jours après.

A son arrivée, 10 mars, on constate un gonflement considérable des régions parotidiennes, surtout à droite, avec stomatite généralisée, exsudat recouvrant presque toute la muqueuse buccale, et taches ecchymotiques sur les parties en rapport avec les dents. Canaux salivaires engorgés, surtout ceux des glandes sublinguales. L'inflammation s'étend à l'arrière-gorge, provoquant des difficultés et de la douleur dans les mouvements de déglutition. Les dents de sagesse sont toutes sorties ; la supérieure de droite parait l'être depuis peu ; les dents cariées sont nombreuses ; on constate du pus autour de celles qui sont réduites à l'état de chicots. Toutes les molaires, à l'exception de deux ou trois, sont aussi gâtées, ayant leur base d'implantation, alvéoles et gencives tuméfiées.

Deux verres d'eau de Sedlitz ; un milligramme et demi d'aconitine ; bromure de potassium ; gargarisme émollient ; cataplasme.

11 *mars*. La tuméfaction a beaucoup diminué, mais on remarque toujours les mêmes désordres dans la bouche. Même traitement, moins l'eau de Sedlitz.

12 *mars*. La tuméfaction a presque disparu, elle est localisée à un point de la région parotidienne droite correspondant aux ganglions préauriculaires.

15 *mars*. Amélioration des plus marquées. Encore un peu de rougeur à l'arrière-gorge.

17 *mars*. Guérison complète. On suspend l'aconitine et on ne donne plus que deux grammes de bromure de potassium.

20 *mars*. Exeat.

Je pourrais donner ainsi toute une série d'observations où l'on constaterait la même action heureuse de l'aconitine, soit seule, soit associée au bromure de potassium, sans que la démonstration y gagnât beaucoup en évidence. — Par la diminution considérable de la douleur qu'elle produit, l'aconitine calme le réflexe localisé aux parties enflammées (muqueuse buccale dans les cas de stomatite, amygdales, glandes salivaires), d'où, en général, la disparition assez rapide de leur tuméfaction. Elle permet enfin aux mâchoires de se desserrer dans le cas de trismus par cessation de la contracture réflexe des muscles masticateurs. Dans un cas (obs. VII), en anesthésiant le trijumeau irrité, elle a fait disparaître la tuméfaction ourlienne bien avant la chute de la fièvre, ce qui prouverait que son action est surtout localisée à la zone du trijumeau, ainsi qu'on le savait déjà (carie dentaire, névralgie de la face). On n'obtiendra alors les effets de neutralisation du réflexe dentaire sur la moelle qu'en associant l'aconitine au *bromure de potassium*, que j'appellerai le *médicament préventif du réflexe éloigné*, l'aconitine étant le *médicament préventif du réflexe rapproché*. Mais, quand cette dernière n'aura pas été donnée assez à temps et que l'on se trouvera par suite en présence d'un fait accompli, elle modérera seulement l'élément douleur, sans agir sur l'inflammation. Si l'on veut faire tomber cette inflammation, il faudra employer concurremment les dérivatifs ordinaires, purgatifs salins, etc. (obs. VI). L'aconitine, je le répète, ne peut que s'adresser à la cause, quand celle-ci n'a pas produit tout son effet.

Je n'ai jamais vu l'aconitine augmenter la sécrétion salivaire et même, dans un cas, au début de la convalescence, j'ai dû avoir recours au jaborandi, dont l'effet sialagogue n'a été obtenu qu'au troisième jour de son administration. D'ailleurs, si dans la période aiguë des oreillons le jaborandi n'a jamais été suivi dans son emploi du résultat recherché, c'est qu'il ne s'adressait pas à la cause même du réflexe qui, dans la plupart des circonstances, donne naissance aux oreillons : l'aconitine étant, selon Gubler, l'anesthésique du trijumeau aurait seule ce pouvoir.

PARIS. — IMP. VICTOR GOUPY ET JOURDAN, RUE DE RENNES, 71